Guide de survie en cas d'arrêt cardiaque

Stratégies éprouvées en matière de prévention, de gestion et de traitement pour une santé cardiaque optimale

Dr Micheal Wilson

Clause de non-responsabilité

Les informations contenues dans ce livre sont uniquement à des fins éducatives et ne doivent pas être considérées comme un substitut à un avis médical professionnel. Consultez un professionnel de la santé avant de mettre en œuvre toute recommandation. L'auteur et l'éditeur ne sont pas responsables des actions entreprises sur la base des informations fournies. Les résultats individuels peuvent varier.

"Cardiac Arrêt Survival Guide" est le point culminant de mon expertise médicale et de mes expériences directes dans le traitement des survivants d'un arrêt cardiaque. Ce guide complet vise à donner aux lecteurs des connaissances essentielles, des stratégies pratiques et des idées inspirantes pour naviguer sur le chemin du rétablissement avec résilience et espoir. En parcourant ces pages, rappelez-vous que chaque étape vers la guérison est un témoignage de l'esprit humain indomptable et du pouvoir transformateur des soins compatissants.

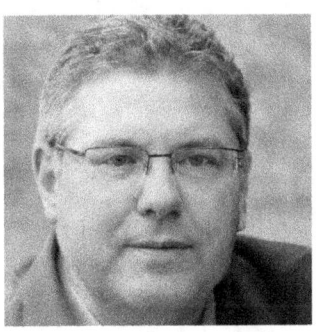

Dr Micheal Wilson

Contenu

Introduction

Toutes les 45 secondes, c'est la fréquence à laquelle un arrêt cardiaque survient quelque part en Amérique. Chaque jour, plus de 650 âmes perdues dont le cœur cesse inexplicablement de battre à cause de pannes électriques, de crises de perfusion, de traumatismes et d'autres étiologies chiffrant la vie elle-même. En tant qu'interne se précipitant dans des salles d'urgence chaotiques au début de ma carrière, ce phénomène dévastateur s'est avéré déroutant, décourageant mais aussi galvanisant en réalisant à quel point des protocoles et une sensibilisation profondément meilleurs pourraient offrir à ces patients une seconde chance.

Je n'oublierai jamais le désespoir dans les yeux de la mère en deuil d'Abigail alors que les professionnels lui administraient des chocs répétés, sans succès, pour sauver sa fille de seize ans après une grave crise cardiaque, sans avertissement préalable. Ou le hasard des années plus tard, en serrant dans ses bras Sam, un joyeux quadragénaire qui, malgré une longue réanimation cardio-pulmonaire après s'être effondré lors d'un marathon, a survécu contre des obstacles astronomiques pour franchir triomphalement la ligne d'arrivée grâce à une technologie d'assistance tenant sa main désormais partiellement paralysée. D'une manière ou d'une autre, même si près de 300 000 Américains s'ajoutent chaque année aux estimations de décès par arrêt cardiaque, d'innombrables défient également la catastrophe en répondant correctement aux urgences, en percées dans les soins de courte durée et en efforts de réadaptation multidisciplinaires incessants. Leurs histoires de résurrection non seulement rajeunissent mais remodèlent également des vies.

Ce qui s'est avéré révolutionnaire pour ma pratique clinique est survenu lorsque j'ai donné des conseils sur l'assurance qualité de la réanimation à l'hôpital Saint-Vincent. L'audit des mécanismes de compression thoracique et des timings du protocole

ACLS sur la bande de télémétrie n'a jamais cessé de donner à réfléchir en voyant à quelle fréquence de petits écarts ou des retards ont fait boule de neige jusqu'à des résultats mortels malgré un pronostic de survie initial élevé basé uniquement sur l'âge et l'état de santé de base. Cependant, une prise de conscience m'a finalement frappé : alors que les médecins et les équipements accessibles dans les services d'urgence ont certainement eu un impact sur les patients arrivant déjà sans pouls et cyanosés, les connaissances de la communauté activant l'intervention d'urgence PLUS TÔT constituaient un fruit de sauvetage bien plus important ! Accélérant ainsi cet objectif littéraire essentiel, permettant une meilleure reconnaissance et une meilleure action de la part des gens ordinaires observant directement les arrestations imminentes dans les maisons, les bureaux et les gymnases, ce qui peut stopper les tendances épidémiologiques croissantes impliquant des groupes plus jeunes.

L'expertise qui sous-tend ce guide de survie en cas d'arrêt cardiaque s'appuie profondément sur plus de vingt ans d'expérience dans la pratique des soins d'urgence et des soins intensifs, synthétisant les meilleures pratiques de la cardiologie, de la pneumologie, de la neurologie, de divers alliés de la réadaptation et, plus important encore, des survivants résilients eux-mêmes qui effectuent un voyage de retour semblable à celui d'un phénix. des limbes de la mort imminente. La traduction de leur sagesse accumulée et de leur optimisme prudent à travers les prochains chapitres explique exactement comment vaincre cliniquement de sombres probabilités dépend d'abord de la réponse des spectateurs, ce qui permet de gagner un temps précieux jusqu'à ce que les capacités hospitalières expertes stabilisent physiquement les personnes et qu'un suivi multidisciplinaire rétablisse des moyens de subsistance personnellement significatifs au-delà. Section par section, les lecteurs comprennent pleinement l'ensemble des préoccupations en vue d'une guérison complète.

À la dernière page, je demande la tutelle publique contre ce voleur brutal dans la nuit, organisant le spectre d'un arrêt cardiaque en soins aigus gérés calmement, suivis d'une guérison efficace. Il n'est plus nécessaire que la situation augmente rapidement le nombre de décès, touchant des groupes de plus en plus jeunes, ni qu'elle réduise arbitrairement l'espérance de vie des profils vulnérables. L'éducation collective, le progrès médical et la compassion vainquent ensemble la maladie. Tout comme guider les infirmières de soins intensifs pendant toutes ces années pour empêcher les patients décompensés d'expirer était infiniment galvanisant malgré d'innombrables nuits de perte de personnes, nous nous sommes liés pour essayer tout ce qui était médicalement possible, mon plus grand espoir en écrivant ce manuel reste de donner du pouvoir à de nombreuses familles craintives et désorientées soudainement confrontées à une incertitude catastrophique. Les chaises de salle d'attente des soins intensifs pourront un jour réaliser en toute confiance que leur bien-aimé non seulement survit, mais prospère bien au-delà d'une telle calamité. J'écris ces pensées en l'honneur de chaque patient, de ses proches et de ses soignants qui parviennent équitablement à mettre fin de manière salutaire à une telle douleur. Le récit commence maintenant...

Chapitre un

Comprendre l'arrêt cardiaque

Qu'est-ce qu'un arrêt cardiaque et quelles en sont les causes

L'arrêt cardiaque fait référence à l'arrêt soudain de la fonction cardiaque, de la respiration et de la conscience. Il est produit par une perturbation électrique qui affecte la fonction de pompage du cœur, entravant ainsi la circulation sanguine vers le cerveau, les poumons et d'autres organes essentiels. Cela diffère d'une crise cardiaque, où la circulation sanguine est entravée en raison d'une artère obstruée.

La cause la plus fréquente est la fibrillation ventriculaire, où les ventricules tremblent rapidement et de manière chaotique plutôt que de se contracter régulièrement. D'autres causes incluent la tachycardie ventriculaire (battement cardiaque rapide et irrégulier), l'arrêt respiratoire, l'électrocution ou un traumatisme. Les maladies cardiaques sous-jacentes, telles que l'athérosclérose ou la cardiomyopathie, peuvent augmenter le risque, même si un arrêt cardiaque survient généralement sans avertissement.

En cas d'arrêt cardiaque, le manque d'oxygène conduit la personne à perdre connaissance en quelques secondes. Sans RCP et défibrillation rapides, cela conduit rapidement à la mort. Après 10 minutes sans intervention, très peu de tentatives de réanimation réussissent. Une réponse rapide est importante pour rétablir un rythme cardiaque normal et sauver la vie de la victime.

Effets à court terme sur le corps

Lors d'un arrêt cardiaque, la perte de circulation a un effet dévastateur sur les systèmes corporels qui nécessitent un apport continu d'oxygène :

• Fonction cérébrale : le manque d'apport sanguin entraîne une perte de conscience rapide. Une déficience neuronale irréparable commence dans les 4 à 6 minutes en raison d'un manque d'oxygène.

• Respiration : Les poumons et le diaphragme échouent sans signaux du système cardiaque contrôlant leur activité automatique. La respiration s'arrête.

• Insuffisance rénale : les cellules rénales subissent une ischémie sévère dans les 30 à 60 minutes en raison d'un collapsus circulatoire. Les toxines s'accumulent à mesure que la filtration s'arrête.

• Insuffisance hépatique : le tissu hépatique est très sensible aux faibles niveaux d'oxygène. La jaunisse, l'œdème et le choc surviennent lorsque la fonction hépatique se détériore.

Plus la RCP et la défibrillation peuvent rétablir la circulation et l'oxygénation précoces, plus les chances de prévenir des lésions durables des organes cibles sont élevées. Cependant, les survivants d'un arrêt cardiaque souffrent presque invariablement d'un dysfonctionnement transitoire d'un organe dans la phase post-réanimation en raison d'une lésion ischémique. La gestion de cela est un objectif clé des soins intensifs hospitaliers.

Effets à long terme sur le corps

Pour les victimes d'un arrêt cardiaque qui reprennent conscience et se rétablissent, les répercussions à long terme nuisent encore à la qualité de vie pendant des mois ou des années :

• Déficits neurocognitifs : l'ischémie cérébrale globale entraîne souvent des problèmes persistants de mémoire, de cognition, de troubles de l'humeur, de motricité fine et de coordination. Plus de 50 % présentent des pertes cognitives similaires à des lésions cérébrales traumatiques modérées. La guérison est progressive et souvent partielle.

• Débit cardiaque réduit : Le syndrome post-arrêt cardiaque implique un étourdissement myocardique qui réduit la fonction cardiaque pendant des jours plus tard. Des arythmies, une insuffisance ventriculaire droite et des cardiomyopathies nécessitant un traitement pharmacologique à long terme s'ensuivent généralement. Une angine et une insuffisance cardiaque peuvent survenir.

• Changements métaboliques : la rétention d'eau, les anomalies électrolytiques, l'hyperglycémie, la pancréatite et l'inflammation systémique sont répandues initialement chez les patients survivants. Cela nécessite une surveillance métabolique et hémodynamique minutieuse.

• Détresse respiratoire : les lésions pulmonaires dues à l'ischémie, à l'aspiration ou à des pressions de ventilation élevées entraînent un essoufflement chronique et une réduction de l'échange d'oxygène. La pneumonie est plus probable en raison d'une immunité réduite.

Statistiques clés et facteurs de risque

Certaines données significatives contribuent à mettre en évidence la gravité de l'arrêt cardiaque :

• Plus de 356 500 personnes subissent chaque année un arrêt cardiaque hors de l'hôpital aux États-Unis, avec un taux de mortalité de 90 %.

• Plus de 209 000 personnes sont traitées pour un arrêt cardiaque à l'hôpital, avec un taux de mortalité initial de 25 % et 15 % de survivants jusqu'à leur sortie.

• Moins de 10 % des victimes survivent avec une bonne fonction neurologique, ce qui souligne la nécessité d'une intervention d'urgence rapide et appropriée. • La survie est étroitement liée à la rapidité avec laquelle la défibrillation est réalisée. Après 12 minutes, les taux tombent en dessous de 5 %.

De nombreux problèmes sous-jacents prédisposent à un arrêt cardiaque :

• Maladie coronarienne : l'accumulation de plaque qui resserre les artères et les crises cardiaques antérieures sont en tête de liste. 75 % des cas incluent une étiologie cardiovasculaire athéroscléreuse.

• Cardiomyopathie : les maladies du muscle cardiaque telles que la cardiomyopathie hypertrophique, dilatée ou restreinte comportent un risque plus élevé, en particulier chez les personnes de moins de 35 ans.

• Insuffisance cardiaque congestive : un muscle cardiaque affaibli, des problèmes valvulaires et un œdème pulmonaire peuvent produire des arythmies.

• Syndrome du QT long : Les anomalies provoquant des battements cardiaques longs et tremblants sont à l'origine d'environ 50 % des arrêts cardiaques inexpliqués chez les jeunes.

• Hypertension : L'hypertension artérielle détruit les artères et met à rude épreuve le système cardiovasculaire au fil du temps. Un tiers des adultes souffrent d'hypertension.

• Diabète sucré : une glycémie chroniquement élevée corrode les nerfs et les vaisseaux sanguins.

Plus de 30 millions d'Américains souffrent désormais de diabète.

• Obésité : L'excès de poids stresse la circulation et augmente l'épaisseur de la paroi du tissu cardiaque. Un tiers des Américains sont actuellement obèses.

• Déséquilibres électrolytiques : des maladies ou une déshydratation extrême qui diminuent les taux sanguins de potassium, de calcium ou de magnésium augmentent l'instabilité.

• Effort physique : l'entraînement sportif extrême chez les patients présentant des anomalies sous-jacentes peut également provoquer une mort cardiaque subite.

Espérons que la compréhension des mécanismes, des répercussions étendues et des facteurs de risque entourant l'arrêt cardiaque permettra de comprendre pourquoi l'établissement de techniques de prévention et de rétablissement significatives est si crucial pour la santé publique en général.

Chapitre deux

Réponse immédiate et RCR

Évaluer la conscience et appeler à l'aide

Agir immédiatement lorsqu'une personne s'effondre de manière inattendue peut faire toute la différence. Tout d'abord, vérifiez s'ils répondent en criant « Ça va ? » tout en tapotant brusquement les épaules. Le manque de révélations, de réponses verbales ou de mouvements délibérés suggère une inconscience.

Appelez immédiatement les services d'urgence pour qu'ils envoient une ambulance. Une description calme et concise de l'absence de réponse de la victime éclaire les ressources appropriées.

Commencez rapidement la RCP plutôt que d'aller personnellement au téléphone. Au lieu de cela, déléguez à quelqu'un la scène pour passer l'appel pendant que vous démarrez les compressions. Les systèmes de répartition modernes fournissent même des conseils de RCP en temps réel jusqu'à l'arrivée des ambulanciers.

Identifier clairement votre réponse en cas d'excès de vitesse. Si vous êtes à l'intérieur, indiquez les points de repère ainsi que les numéros de pièce et les portes d'entrée ouvertes. Cela permet au personnel équipé de défibrillateurs, d'oxygène et d'appareils respiratoires de vous atteindre rapidement. Chaque minute de retard pour un examen affecte les chances de survie de 7 à 10 %. Le fait de téléphoner au 911 pour un évanouissement soi-disant bénin dépasse largement le manque d'activation en cas d'urgence cardiaque. Vos informations aident également à trier correctement l'événement selon le code de priorité la plus élevée pour l'inconscience.

Effectuer une RCR à mains seules

Commencer des compressions thoraciques rapides sans respiration artificielle constitue l'étape la plus essentielle lors de la confirmation d'un arrêt cardiaque. De nouvelles directives mettent l'accent sur les méthodes pratiques destinées aux sauveteurs profanes afin d'améliorer l'implication et l'efficacité. Sans protection professionnelle, beaucoup évitent le bouche-à-bouche en raison des dangers. Mais n'importe qui peut appuyer fort et rapidement sur le bas du sternum pour faire circuler temporairement du sang oxygéné jusqu'à l'arrivée du matériel de défibrillation !

Pour effectuer une RCR avec les mains seules de manière appropriée : Tout d'abord, abaissez lentement la victime jusqu'à un sol plat, en élevant le menton pour ouvrir les voies respiratoires si aucun traumatisme n'est détecté. Placez le talon de la paume dominante au centre de la poitrine, sur la ligne du mamelon. Empilez fermement la trotteuse sur les premiers doigts entrelacés. En gardant les bras tendus avec les épaules juste au-dessus du point de compression, appliquez le poids du corps principal pour abaisser la poitrine de 2 pouces à plusieurs reprises à un rythme de 100 à 120 bpm. Cela se rapproche du timing typique des battements cardiaques. Comptez les compressions à voix haute jusqu'à 30, permettant un recul complet entre les deux. Continuez par séries de 30 jusqu'à ce que les ambulanciers arrivent sur place ou que la personne se réveille, retrouve son pouls et recommence à respirer régulièrement.

Lors d'un arrêt cardiaque, les côtes se brisent souvent sous la pression externe de la RCP, bien que la douleur physique semble minime comparée au fait de sauver une vie ! Évitez d'interrompre les compressions constantes qui augmentent considérablement la capacité de survie jusqu'à doubler les bons résultats. Faites alterner les intervenants pendant les séances marathon pour réduire la fatigue du compresseur. Effectuez simplement une transition selon des repères de 30 points pour éviter toute perte de placement, de profondeur ou de rythme.

Utilisation de défibrillateurs externes automatisés

La meilleure approche pour réanimer les patients en arrêt cardiaque combine la RCR manuelle avec des défibrillateurs externes automatisés (DEA) qui peuvent être utilisés en toute sécurité par des personnes non médicales. Les DAE comportent des signaux vocaux clairs indiquant où placer les tampons adhésifs équipés de capteurs sur la poitrine nue des victimes. Les rythmes sont automatiquement examinés pour décider si un choc électrique est recommandé. Ces algorithmes préprogrammés conseillent uniquement les chocs lorsqu'une fibrillation ventriculaire ou des tachycardies sévères sont observées. Les mesures de sécurité intégrées empêchent également toute utilisation abusive involontaire.

La secousse à haute tension étourdit momentanément le cœur, arrêtant instantanément l'activité électrique incontrôlée et permettant aux stimulateurs cardiaques de rétablir les séquences de pompage normales. Exécutez immédiatement un autre cycle de 2 minutes de compressions thoraciques continues avant que le DAE effectue une nouvelle analyse. Plusieurs chocs accompagnés d'une RCP pratique continue peuvent être nécessaires avant le retour d'un rythme sinusal stable. Des recherches récentes ont indiqué que le mélange des deux thérapies multiplie par 2 à 3 les taux de réanimation réussie par rapport à une mauvaise RCR seule.

Ainsi, immédiatement après la reconnaissance d'un arrêt cardiaque, demandez à un spectateur de récupérer et de mettre sous tension le DAE le plus proche tout en initiant des compressions thoraciques pratiques. Continuez jusqu'à ce que l'équipement soit prêt à être fixé. Laissez l'équipement automatisé vous aider dans la sélection de l'emplacement, l'analyse du rythme et éventuellement la thérapie électrique avec des suggestions vocales jusqu'à l'arrivée des ambulanciers. L'utilisation conjointe du DAE et de la RCR de base jusqu'à l'intervention de soins avancés de la vie donne aux patients le plus de chances d'obtenir des résultats positifs après une crise imprévue.

Premiers secours supplémentaires jusqu'à l'arrivée de l'intervention d'urgence

Plusieurs techniques de soutien aident également à stabiliser les patients en arrêt cardiaque en attendant le personnel professionnel au-delà des seules compressions de qualité et de l'utilisation de la défibrillation :

• Voies respiratoires ouvertes – Inclinez soigneusement la tête vers l'arrière avec le menton relevé pour maintenir les voies de circulation de l'air.

• Vérifiez la respiration – Des insufflations occasionnelles peuvent être effectuées entre des compressions thoraciques continues si vous le souhaitez et si vous êtes correctement entraîné.

• Roulez sur le côté gauche — Une fois inconsciente, transférez doucement la personne vers la position couchée latérale gauche pour favoriser le drainage des liquides en cas de vomissement.

• Alimentation en oxygène – Si un supplément d'O2 et un masque sont disponibles, placez-les sur le nez et la bouche à raison de 8 à 10 litres par minute.

• Contrôle du saignement – Appliquez une pression directe et ferme sur toute plaie qui saigne abondamment, en utilisant des garrots uniquement là où les extrémités des membres sont impliquées.

• Prévention des chocs – Couvrez la personne avec une veste ou une couverture pour maintenir une température corporelle normale jusqu'à l'arrivée des ambulanciers.

• Facteurs de confort – Offrez des assurances apaisantes, détendez tous les vêtements contraignants et surveillez les réactions même si le patient ne réagit pas.

Prendre ces mesures supplémentaires proactives soutient la réponse primaire à un arrêt cardiaque jusqu'à ce que le personnel médical d'urgence atteigne le site équipé de médicaments intraveineux, de voies respiratoires avancées et d'autres équipements de défibrillation nécessaires à une meilleure stabilisation de la victime. Chaque petit geste que font les spectateurs pour augmenter les chances de survie à court terme rapporte des bénéfices en termes de récupération fonctionnelle positive plus tard. Appliquez donc toutes les techniques utiles que vous pouvez fournir de manière responsable, en fonction des niveaux de formation, jusqu'à ce que EMS prenne le relais à votre arrivée. Les quelques minutes précédant le début de leur intervention qualifiée ont véritablement une influence déterminante sur les futurs résultats pour les patients.

Chapitre trois

Soins d'urgence et réanimation

Intervention médicale d'urgence et transport

L'appel d'équipes EMS formées aux soins avancés de réanimation cardiaque offre des capacités médicales vitales augmentant les résultats de survie. Les ambulanciers et les ambulanciers paramédicaux utilisent un accès IV, un équipement respiratoire amélioré, des médicaments cardiaques et une défibrillation manuelle pour stabiliser les patients. Une fois sur place, ils assument la direction des tentatives de réanimation basées sur des protocoles professionnels et la surveillance d'un médecin urgentiste.

Les ambulanciers confirment d'abord l'inconscience, puis évaluent l'état des voies respiratoires et de la respiration. L'absence de pouls commence simultanément la RCP par une ventilation à ballon-valve-masque et des compressions thoraciques externes pour un apport maximal en oxygène. Les ambulanciers paramédicaux établissent deux points d'accès IV tandis que les compagnons préparent le matériel d'intubation et les défibrillateurs. Des électrodes de surveillance cardiaque sont placées pour déterminer les premiers rythmes cardiaques et la tension artérielle.

Les médecins utilisent des laryngoscopes pour placer visuellement des tubes endotrachéaux sophistiqués dans la trachée, permettant ainsi une oxygénation à pression positive dans les poumons de la victime. L'épinéphrine IV et les médicaments anti-arythmiques comme l'amiodarone sont utilisés pour stimuler le cœur. Les défibrillateurs externes manuels ou automatisés fournissent des chocs de haute puissance pour rétablir des schémas électriques ordonnés, le cas échéant. Les équipes d'intervention capturent méticuleusement toutes les données de signes vitaux, y compris les interventions pendant l'événement de code.

Une fois stabilisés de manière adéquate, les patients victimes d'un arrêt cardiaque sont évacués rapidement vers l'établissement d'accueil pour arrêt cardiaque le plus proche, sous surveillance et procédures continues de réanimation. Les hôpitaux à accès critique offrent des capacités de réanimation équivalentes et peuvent être utilisés si la durée des déplacements est beaucoup plus courte. Les ambulanciers alertent les hôpitaux de destination bien à l'avance pour une réservation immédiate des chambres. Des faits critiques sur l'état du patient, ses antécédents médicaux et la thérapie de terrain proposée sont compilés en cours de route pour simplifier les transferts imminents aux services d'urgence.

Stabilisation et réanimation à l'hôpital

Les patients en arrêt cardiaque sont parmi les plus gravement malades qui se présentent dans les hôpitaux d'urgence, ce qui nécessite des équipes coordonnées en attente au chevet, équipées de technologies avancées de surveillance et d'intervention pour soutenir les efforts de réanimation. Ces équipes de code spécialisées comprennent des médecins urgentistes certifiés, des infirmières, des inhalothérapeutes, des techniciens de laboratoire/d'imagerie ainsi que des pharmaciens formés ensemble pour les crises cardiaques.

Ils utilisent un équipement de défibrillateur multimode qui donne simultanément des chocs manuels, une stimulation transcutanée pour les bradycardies et une capnographie de forme d'onde ECG pour une surveillance hémodynamique complète. Les appareils mécaniques de RCP fonctionnent comme des compresseurs thoraciques infatigables pour offrir des compressions constantes de haute qualité lorsque des codes plus longs sont nécessaires. De puissantes machines d'aspiration garantissent que les voies respiratoires restent propres même en cas de reflux gastrique persistant.

Les chariots spécialisés contiennent des médicaments ACLS tels que l'épinéphrine, l'amiodarone, le sulfate de magnésium et des agents anesthésiques pour une sédation procédurale plus profonde si un traitement par hypothermie est nécessaire. Le deuxième accès IV et les aiguilles intra-osseuses permettent une réanimation d'énormes volumes. L'analyse sanguine au point d'intervention aide à guérir rapidement les troubles métaboliques sous-jacents. L'échographie facilite l'accès vasculaire et l'imagerie cardiaque lors de l'arrêt.

Tous les établissements adoptent des protocoles standardisés de soins post-arrêt cardiaque approuvés par des scientifiques qualifiés menant des tentatives de stabilisation et de réanimation de pointe pour les patients éligibles. Ceux-ci comprennent la gestion des niveaux d'oxygène, les normes de ventilation, les objectifs hémodynamiques, les mesures de surveillance neurologique ainsi que la sélection de médicaments cardiovasculaires pour les survivants d'un arrêt cardiaque dans le coma. Des ensembles de commandes personnalisables rationalisent les meilleures pratiques au cours des 24 premières heures essentielles jusqu'au réveil ou à l'expiration des patients.

Soutien neurologique et organique après un arrêt cardiaque

Les premières 72 heures suivant un arrêt cardiaque présentent une énorme instabilité nécessitant une régulation physiologique et des soins des organes de minute en minute. Dans un premier temps, les victimes réanimées dans le coma nécessitent une prise en charge intensive de :

Soins neurologiques
- Élévation de la tête de lit à 30 degrés pour améliorer la perfusion cérébrale
- Gestion ciblée de la température pour éviter l'hyper/hypothermie
- Surveillance EEG pour l'identification et le traitement des crises - Objectif MAP 80-100 mmHg pour préserver la circulation cérébrale
- Éviter l'hyperoxie génératrice de stress oxydatif tout en garantissant suffisamment de DO_2

Gestion respiratoire
- Le titrage oxygène/PEP à SpO_2 94-98 % empêche l'atélectasie

- Analyse série ABG surveillant l'état de la ventilation
- Sédation et inhibition neuromusculaire en cas d'apparition de frissons

Optimisation cardiovasculaire
- Amélioration du débit cardiaque guidée par échocardiographie
- La vue RVOT détecte une tension aiguë du cœur droit pour les inotropes
- Démarrer les vasopresseurs si la MAP reste inférieure à 65 de manière persistante
- Insérer un stimulateur cardiaque transveineux temporaire si FC < 50

Thérapie de remplacement rénal
- Traiter agressivement l'acidose sévère pH <7,2 avec un tampon
- Démarrer la CVVH si un excès de liquide provoque un œdème pulmonaire
- Évitez les médicaments néphrotoxiques jusqu'à ce que la fonction rénale se stabilise

Nutrition/Contrôle du glucose

- Alimentation entérale par NG préférable à la TPN dans les 48 heures
- Perfusions d'insuline en cas d'hyperglycémie prolongée > 180 mg/dL
- Remplacez Mg, Phos rapidement même si les niveaux sériques semblent appropriés

La coordination de tous ces efforts de traitement interdépendants pendant la phase à haut risque post-arrestation nécessite une surveillance méticuleuse et des interventions rapides dans les unités de soins intensifs jusqu'à ce que les fonctions cérébrales, cardiovasculaires et métaboliques se stabilisent suffisamment. Cela offre les plus grandes perspectives de survie neurologiquement intacte grâce aux soins post-réanimation contemporains.

Chapitre quatre

Surveillance et prévention continues

Surveillance hospitalière et complications précoces

Les survivants d'un arrêt cardiaque ont un rétablissement difficile, même après une réanimation initiale réussie. Les premières 48 à 72 heures sont témoins d'une énorme instabilité avec des changements de fluides, des arythmies, une diminution de la contractilité cardiaque et des difficultés d'échange d'oxygène. Une surveillance étroite dans les unités de réduction révèle rapidement les problèmes afin que les médicaments correctifs évitent une aggravation clinique.

La technologie de télémétrie permet une analyse continue de la forme d'onde ECG multi-dérivations là où des anomalies apparaissent rapidement, permettant une intervention rapide en matière de médication, de stimulation ou de défibrillation. Les niveaux de troponine en série sont évalués pour détecter les lésions myocardiques en cours, puisque 25 % des patients souffrent d'ischémie coronarienne aiguë après leur arrestation. Des cathéters artériels pulmonaires peuvent être implantés pour une mesure approfondie du débit cardiaque et des pressions systémiques/pulmonaires pour orienter le traitement.

La température corporelle centrale est observée rigoureusement pendant les phases de réchauffement si une hypothermie induite est initiée. Les niveaux de glycémie nécessitent une gestion précise pour éviter les extrêmes provoquant une libération de glutamate cérébral ou des dommages immunologiques. Des tests de laboratoire fréquents permettent également d'évaluer la fonction rénale, l'hématocrite, le pH et les électrolytes qui influencent l'administration du médicament.

Les complications précoces menacent le rétablissement, notamment les infections, les arythmies et les répercussions neurologiques comme les convulsions et les accidents vasculaires cérébraux. La pneumonie par aspiration, les infections des voies urinaires liées au cathéter et la septicémie surviennent en raison de l'immunosuppression. La fibrillation auriculaire se développe avec des altérations électrolytiques augmentant le risque d'accident vasculaire cérébral embolique nécessitant une anticoagulation. Les crises augmentent considérablement les besoins métaboliques des cerveaux en difficulté.

La surveillance EEG à long terme aide à détecter les crises subcliniques, permettant une intervention pharmaceutique pour réduire les effets nocifs, ainsi qu'une imagerie CT pour rechercher des saignements ou des infarctus. Si le transport cérébral de l'oxygène s'interrompt, l'oxymétrie cérébrale avertit les professionnels avant que les problèmes ne deviennent irréversibles. Le délire passager est assez répandu peu de temps après l'arrestation, se manifestant par des étourdissements et des hallucinations qui s'améliorent par la suite.

Médicaments pour améliorer la fonction cardiaque

Des classes pharmaceutiques clés favorisent l'efficacité cardiaque, renforcent les cellules du myocarde et préviennent les réponses neuroendocrines néfastes au début du rétablissement et au-delà :

Bêta-bloquants

Ralentissez la fréquence cardiaque, réduisez la consommation d'oxygène et offrez une protection anti-arythmique. Exemples : métoprolol, carvédilol, bisoprolol.

Inhibiteurs de l'ECA
Prévient le remodelage ventriculaire, diminue l'hypertension et soulage la tension. Exemples : lisinopril, captopril, énalapril

Statines
Stabilise les plaques athéroscléreuses en minimisant l'incidence des événements récurrents et régule l'inflammation. Exemples : atorvastatine et rosuvastatine.

L'aspirine inhibe la coagulation qui protège l'endocarde nouvellement endommagé. Souvent associé à d'autres médicaments antiplaquettaires.

Diurétiques

L'élimination de l'accumulation excessive de liquide met à rude épreuve le système cardiovasculaire. Exemples : furosémide, métolazone

La spironolactone bloque l'aldostérone, économisant le potassium tout en atténuant les altérations fibreuses cardiaques.

Malgré des régimes oraux efficaces, de nombreux patients après leur arrestation présentent des fractions d'éjection réduites inférieures à 35 %, satisfaisant ainsi aux exigences d'une éventuelle prophylaxie AICD contre les rechutes et guidant les candidats appropriés pour les traitements de revascularisation ou les dispositifs de resynchronisation à long terme.

Changements de mode de vie pour prévenir de futurs épisodes

Outre les médicaments, l'adoption de changements pragmatiques et à long terme dans notre mode de vie minimise considérablement les risques de récidive. Ceux-ci incluent :

Abandon du tabac – L'élimination de la consommation de tabac diminue considérablement les risques d'arrêt cardiaque récurrent. Cela améliore également la fonction pulmonaire après l'intubation.

Programmes d'exercices - Les programmes dirigés par des médecins développent progressivement l'endurance en toute sécurité et augmentent la capacité cardiaque et pulmonaire.

Réduction du stress - L'entraînement à la relaxation + les pratiques contemplatives basées sur la pleine conscience améliorent l'équilibre du système nerveux.

Hygiène du sommeil – L'établissement de cycles circadiens normaux, de paramètres sombres et l'évitement des perturbations du sommeil améliorent la santé.

Optimisation de l'alimentation – Les régimes de type méditerranéen avec un apport minimal de viande rouge maintiennent l'athérosclérose à distance grâce à une alimentation à base de plantes.

Contrôle du poids – L'élimination de l'adiposité abdominale avec une restriction calorique permanente profite considérablement au système cardiovasculaire.

Systèmes de soutien social – Avoir des liens interpersonnels solides et des activités ciblées soutient la motivation à apporter des changements à son mode de vie.

L'apprentissage des signes avant-coureurs cardiaques et la réponse efficace réduisent l'aggravation de la crise en épisodes de perte de conscience grâce à l'activation rapide du système EMS. La combinaison de la réduction des facteurs de risque et de l'observance médicale après un arrêt cardiaque peut augmenter de plusieurs années une durée de vie de haute qualité.

Chapitre cinq

Récupération physique et réadaptation

Retrouver la mobilité, la force et l'endurance

Une mobilisation précoce est essentielle pour les survivants d'un arrêt cardiaque afin d'éviter une atrophie musculaire et une débilité importantes. Seulement 37 % des patients peuvent se déplacer sans aide à leur sortie de l'hôpital pour soins aigus. Cependant, une thérapie de rééducation vigoureuse restaure la capacité locomotrice de plus de 90 % en un an. Un exercice sur mesure favorise la résilience physique tout en réduisant les conséquences médicales d'une immobilisation prolongée.

Les physiothérapeutes et les ergothérapeutes analysent soigneusement les limitations résiduelles en matière de mobilité au lit, de transferts, d'équilibre et de démarche. Ils développent des régimes gradués visant à progresser progressivement en utilisant un équipement d'assistance adéquat selon les besoins tout en surveillant la stabilité hémodynamique. L'amplitude de mouvement passive précoce s'attaque aux contractures avant de progresser vers des objectifs d'activité verticale progressifs. Promouvoir la neuroplasticité favorise la rééducation lorsque les lésions cérébrales produisent une parésie.

Les modalités développent délibérément l'endurance sur la base de tolérances initiales, en utilisant des cycles couchés, l'ergométrie des bras ou la déambulation assistée sur tapis roulant. À mesure que la force récupère, la résistance du groupe et des poids libres calibrés testent les muscles pour inverser la sarcopénie. Le yoga, le

Pilates et l'entraînement à l'équilibre préviennent alors les risques de chute et les conséquences ultérieures de la déminéralisation osseuse. Guider une bonne mécanique corporelle lors de tout effort minimise la surcharge du système cardiovasculaire en récupération. Les programmes de fitness à domicile favorisent l'avancement entre les séances supervisées.

Enfin, l'éducation aux économies d'énergie aide à déterminer le rythme optimal de la charge de travail et les cycles de repos, réduisant ainsi les poussées de symptômes à mesure que les bénéficiaires reprennent leurs tâches quotidiennes. Les tests d'effort cardiopulmonaire fournissent des données objectives évaluant les capacités avant le retour des patients chez eux, où la thérapie ambulatoire affine toute limitation de mobilité persistante jusqu'à ce que la ligne de base normale antérieure soit totalement rétablie. Célébrer les progrès progressifs au cours de ces phases planifiées développe la confiance et l'enthousiasme en rétablissant les anciens niveaux d'indépendance.

Orthophonie, ergothérapie et nutrition

Au-delà du reconditionnement physique, les traitements paramédicaux aident les survivants à rétablir leurs activités instrumentales pour la vie quotidienne grâce à des mesures compensatoires surmontant tout déficit sensoriel, linguistique ou cognitif restant empêchant l'indépendance après un arrêt cardiaque.

L'orthophonie permet de répondre aux risques de dysphagie provoquant une aspiration qui déclenche une pneumonie chez 25 % des patients. Les évaluations au chevet évaluent la sécurité de la déglutition pour commencer un régime oral, avec des altérations posturales compensatoires telles que des replis du menton pendant les phases pharyngées si les déficits persistent. Les approches thérapeutiques développent la puissance motrice orale et l'endurance pour une propulsion plus efficace du bolus tout en soutenant la protection des voies respiratoires lorsque des obstacles surviennent.

Les ergothérapeutes aident les survivants à rétablir leurs tâches de soins personnels comme s'habiller, se toiletter et aller aux toilettes en utilisant des concepts d'économie d'énergie associés à des dispositifs médicaux durables pour améliorer l'accessibilité à la maison. Ils offrent un support de poignet approprié pour lutter contre la faiblesse neuropathique et aident à installer des ustensiles spécifiques adaptés aux tremblements des mains qui favorisent l'alimentation. Les activités cognitives informatisées augmentent les capacités d'attention. Les tactiques d'adaptation liées à la sensibilité à la lumière minimisent les maux de tête liés à la provocation qui empêchent la reprise du rôle.

L'éducation nutritionnelle met l'accent sur l'adoption d'aliments anti-inflammatoires bons pour le cœur et prévenant l'obésité qui affecte le système cardiovasculaire altéré. Limiter les sucres transformés stabilise les fluctuations du glucose tout en stimulant les fruits, les légumes, les fibres et les protéines végétales à densité nutritionnelle élevée, favorisant une énergie adéquate pour la guérison. Rester bien hydraté améliore l'intégrité vasculaire. Les poids de routine assurent le maintien de la masse maigre malgré un appétit initialement faible. L'optimisation de la vitamine D améliore les performances musculaires et l'immunité. La réduction du sodium minimise les contraintes de surcharge volumique.

Une implication précoce dans le développement de ces services de réadaptation de soutien accélère le rétablissement de l'engagement dans des activités de vie importantes qui comblaient autrefois les survivants d'un arrêt cardiaque avant que leurs brusques problèmes de santé ne se développent. Aborder globalement tous les domaines du rétablissement biopsychosocial favorise une véritable guérison.

Soutien émotionnel et techniques thérapeutiques

Survivre à un arrêt cardiaque brutal s'avère extrêmement douloureux, tant physiquement que psychologiquement. Les facteurs qui provoquent l'angoisse sont profonds, notamment l'impuissance face à la mortalité, la vulnérabilité incarnée, le deuil dû à une identité/autonomie altérée et la tension liée à l'anxiété d'un proche quant à son sort. Ces troubles bénéficient énormément d'un soutien compétent en matière de santé mentale.

Personne n'échappe à ruminer les aspects existentiels de son horrible expérience médicale. La thérapie par la parole permet de traiter ces sentiments en toute sécurité plutôt que de les embouteiller. Des conseillers qualifiés lèvent l'ambiguïté des sentiments fluctuants jusqu'à ce que la clarté se stabilise. L'anxiété peut augmenter lorsque l'on est confronté à des traitements qui suscitent des pensées inconscientes sur le problème initial. Des épisodes de panique apparaissent souvent et nécessitent des capacités d'adaptation. Les thérapeutes procèdent à une restructuration cognitive lorsque des idées illogiques hantent les patients. L'exploration des voies spirituelles prend souvent un nouveau sens à la suite d'événements imminents.

Si une dépression grave, un SSPT ou des troubles cognitifs de type démence apparaissent des semaines plus tard malgré le soutien social, l'assistance pharmaceutique et les méthodes de pleine conscience apaisantes. Les ISRS comme le

Zoloft améliorent les humeurs tristes tandis que la gabapentine calme la dysesthésie neuropathique. L'acupuncture diminue l'inconfort somatique. Les groupes de soutien créent des liens avec d'autres survivants qui comprennent de manière unique cette expérience difficile.

Établir une croissance post-traumatique à partir de l'adversité repose sur le traitement du traumatisme par divers canaux pour retrouver un sentiment de sécurité dans le monde. Ensuite, la réalisation de soi reflète de nouveaux objectifs et de nouvelles perspectives qui transforment enfin le difficile processus de rétablissement. Les patients ne guérissent pas seulement physiquement mais progressent positivement. Cette reconstruction émotionnelle et existentielle exige une attention et un courage constants après s'être battu pour rester en vie. Mais donner du sens aux quasi-accidents de mortalité favorise une profonde résilience.

Chapitre six

Gestion de la santé cardiaque

Tests de suivi et soins de cardiologie

Un suivi cardiaque minutieux avec des cardiologues optimise la prévention secondaire et veille aux risques de récidive. Les tests de routine indiquent aux cliniciens les problèmes latents déclenchant des interventions empêchant une autre catastrophe. Les patients apprécient l'éducation sur les indicateurs d'alerte et les plans d'action d'urgence réagissant aux signaux.

Les ECG de repos et d'effort sur tapis roulant révèlent une stabilité de la fréquence cardiaque ainsi qu'une ischémie se développant uniquement à l'effort. La surveillance Holter ambulatoire 24 à 48 heures révèle les problèmes de conduction intermittents. Les échocardiogrammes visualisent la taille de la cavité cardiaque, la capacité de pompage et les compétences valvulaires conduisant à des modifications médicinales.

L'angiographie cardiaque par tomodensitométrie détecte des blocages coronariens particuliers qui se prêtent à la pose d'un stent pour restaurer le flux sanguin. La spectroscopie IRM détecte les cicatrices d'infarctus antérieurs laissant présager une future instabilité cardiaque. Les panels de gènes variantes courants prédisent les troubles du rythme héréditaires.

Les cardiologues élaborent des programmes de soins sur mesure basés sur les résultats, recommandant des changements de mode de vie ainsi que des groupes de médecine factuelle qui aident les individus. Des suivis réguliers évaluent la progression, les impacts des interventions et les signaux subtils de l'apparition de nouvelles maladies qui nécessitent l'ajout de médicaments de manière préventive avant que les dangers ne s'intensifient. Les patients deviennent partenaires de la prévention.

Les consultations enseignent des techniques diététiques pour réduire l'athérosclérose, notamment une alimentation méditerranéenne à base de plantes. L'abandon du tabac et l'activité de routine rassemblent les défenses contre une multiplicité de facteurs de risque. La maîtrise des signes d'avertissement permet de rechercher une attention rapide en cas de claudication intermittente, de palpitations ou de poussées d'angine indiquant des rythmes nocifs, une ischémie émergente ou des problèmes de perfusion. Reconnaissez les « drapeaux rouges » cardiaques !

Ce qui est plus important encore, c'est que les systèmes d'intervention d'urgence qui déclenchent la fluidité maintiennent les patients en vie jusqu'à l'intervention finale. Appeler rapidement les services d'urgence lors d'épisodes d'inconfort thoracique, d'étourdissements ou de perte de conscience accélère l'ACLS et s'avère très crucial pour l'auto-transport vers les hôpitaux. La survie repose sur une angiographie et une revascularisation opportunes après des épisodes coronariens aigus. Pour les arythmies, les équipes médicales effectuent une conversion sur le terrain, réduisant ainsi les risques de dommages irréversibles.

Régimes médicamenteux pour la santé cardiaque

L'association de médicaments oraux diminue considérablement les arrêts récidivants lorsque l'observance est optimisée régulièrement :

Les bêtabloquants réduisent la charge de travail du myocarde et augmentent la stabilité électrique du cœur. Commencez par de faibles doses en augmentant la tolérance, comme le carvédilol, en surveillant davantage la pression artérielle et la fréquence cardiaque au repos.

Les médicaments ACE améliorent le remodelage incorrect en réduisant la tension artérielle sur les tissus endommagés. Le lisinopril et les classes apparentées ralentissent la progression de l'insuffisance cardiaque.

Le traitement aux statines stabilise les plaques athéroscléreuses sensibles en diminuant les taux de cholestérol sérique et en ayant des actions anti-inflammatoires. Les choix de haute intensité comme la rosuvastatine 40 mg réduisent le risque de récidive.

L'aspirine réduit la coagulation, ce qui complique généralement les lésions endothéliales, même en l'absence de thrombus flagrant. 81 mg par jour équilibrent la protection contre les risques hémorragiques.

La spironolactone est un bloqueur des récepteurs minéralocorticoïdes qui maintient le potassium tout en maintenant une contractilité ventriculaire gauche efficace. Utile pour les symptômes de l'ICC.

D'autres agents adaptent les demandes individuelles, comme les bronchodilatateurs ouvrant les voies respiratoires. Les diurétiques soulagent la rétention d'eau, mais la surveillance des électrolytes est cruciale. Le contrôle de la glycémie évite les dommages macro/microvasculaires. Évaluez toujours les profils risques/avantages lors de l'introduction de nouveaux médicaments.

Implants de stimulateur cardiaque et de défibrillateur

Plus de 58 % des survivants respectent les directives relatives à l'implantation permanente d'un stimulateur cardiaque afin de maintenir une fréquence cardiaque appropriée, tandis que 31 % justifient des défibrillateurs prophylactiques protégeant contre les rechutes de mort subite à long terme. Les défibrillateurs automatiques implantables (DAI) surveillent continuellement le rythme cardiaque et administreront automatiquement des chocs en cas de tachyarythmies ventriculaires soutenues. Des unités de thérapie de resynchronisation cardiaque plus modernes coordonnent également les parois ventriculaires gauches désynchronisées grâce à une stimulation synchronisée améliorant les performances de pompage.

Les procédures mini-invasives durent 1 à 2 heures sous anesthésie locale et sédation. Les électrodes sont enfilées dans les veines du cou ou de la poitrine dans les cavités cardiaques sous guidage fluoroscopique jusqu'à ce que la pointe touche la paroi pour des raisons de détection/stimulation. Les packs générateurs sont enterrés sous les muscles de la paroi thoracique et sont actionnés électroniquement lorsqu'une fibrillation est détectée pour libérer des chocs induits par 700 à 2 000 volts. Les tests de défibrillation suivent l'évaluation de la détection et du fonctionnement appropriés.

Les patients utilisant des systèmes CRT ont vu une survie supérieure à 90 % 2 ans après des chocs débilitants ou une thérapie de stimulation anti-tachycardique. Les DAI interrompent efficacement plus de 99 % des cas en 40 secondes, évitant ainsi la perte de conscience. Cependant, une surveillance médicale permanente examine l'intégrité des sondes, la durée de vie de la batterie, les risques d'infection, l'efficacité du programme ainsi que les effets secondaires psychologiques, car les secousses sont incroyablement désagréables. Néanmoins, les avantages vitaux de faire de ces procédures des piliers permettent de remédier aux anomalies de conduction importantes lors d'un arrêt cardiaque.

Chapitre sept

Options de traitement avancées

Protocoles de thérapie par hypothermie

Le traitement par hypothermie provoquée est devenu la norme de soins pour les victimes d'un arrêt cardiaque réanimées restant dans le coma après la réanimation. Le refroidissement de la température corporelle centrale entre 32 et 34 °C (89,6 °F et 93,2 °F) pendant 12 à 24 heures améliore la fonction neurologique après une ischémie hypoxique globale en réduisant la demande cérébrale en oxygène et en prévenant les dommages de reperfusion.

De multiples processus favorisent la récupération cérébrale :

- Arrêt de la libération de neurotransmetteurs excitotoxiques
- Stabilisatrice des membranes cellulaires
- Atténuer les cascades de signalisation apoptotique
- Atténue l'inflammation nocive et les réactions des radicaux libres
- Améliorer l'intégrité de la barrière hémato-encéphalique

L'initiation du refroidissement se produit immédiatement après que les procédures ROSC stabilisent l'hémodynamique, la température cible étant généralement atteinte dans les 6 heures. Les couvertures de refroidissement de surface font circuler de l'eau froide sous les patients + les injections IV de bolus de solution saline réfrigérée accélèrent les gradients de transfert de chaleur. Des tubes endotrachéaux spéciaux soufflant du dioxyde de carbone froid provoquent également des réactions réflexes de constriction vasculaire. La surveillance constante de la température corporelle garantit le maintien de paramètres précis.

Lors d'une hypothermie persistante, l'équipe de soins intensifs régule soigneusement les frissons, les arythmies, l'hypotension, les risques hémorragiques et les changements électrolytiques en utilisant une sédation sévère + des paralytiques. Un réchauffement lent s'ensuit sur 12 à 18 heures pour éviter les effets secondaires de l'œdème cérébral. La glycémie, les plaquettes et la neurophysiologie sont vérifiées de près tout au long du cours. Des études démontrent que 49 à 68 % de bons résultats à la sortie de l'hôpital pour les patients en arrêt cardiaque comateux grâce à cette stratégie lorsqu'elle est appliquée de manière appropriée.

Nouvelles thérapies à base de cellules souches et géniques

Bien qu'encore expérimentale, la science régénérative est très prometteuse dans la restauration de la fonctionnalité cardiaque perdue en utilisant des populations de cellules souches ou des vecteurs de thérapie génique ciblant stratégiquement les voies de dommages moléculaires sous-jacentes au remodelage post-infarctus qui évolue vers une insuffisance cardiaque pour de nombreux survivants.

Les pertes de cellules myocardiques approchent les milliards en cas d'arrêt cardiaque prolongé. Mais l'injection de cellules progénitrices telles que des cellules dérivées de cardio-sphères ou des cellules positives c-kit dans des zones nouvellement infarcies induit des réponses de réparation natives qui atténuent les altérations fibrotiques et préservent la capacité contractile. Les injections transendocardiques sous direction de cartographie moléculaire ou électromécanique permettent de frapper avec précision les foyers cruciaux. Les effets de l'angiogenèse facilitent également ce remodelage. Les premiers essais cliniques utilisant des préparations autologues de moelle osseuse riches en précurseurs régénératifs démontrent de meilleures fractions d'éjection et de meilleures tolérances à l'exercice. Les variantes mésenchymateuses allogéniques évitent également les récoltes désagréables.

La thérapie génique exploite les vecteurs viraux comme camions de livraison biologiques pour les charges utiles génétiques neutralisant l'hypertrophie pathologique, l'apoptose et les cascades de radicaux oxygénés induites de manière néfaste lors d'événements d'ischémie-reperfusion. Par exemple, les adénovirus injectés portant des séquences augmentant les antioxydants enzymatiques comme la superoxyde dismutase normalisent rapidement les conditions rédox. En outre, la phosphorylation de la troponine régulant la mécanique du cycle de pont croisé actine-myosine s'améliore avec les versions mutantes inactivées après transfection virale. Espérons qu'à mesure que les outils moléculaires avancés évoluent, la réparation directe du génome et du transcriptome pourra transformer les résultats des survivants.

Technologie totale du cœur artificiel

Pour les patients atteints d'insuffisance cardiaque terminale non éligibles à la transplantation, l'implantation cardiaque artificielle totale sert de thérapie permanente prolongeant la vie en utilisant des alternatives non biologiques générant électromécaniquement un flux circulatoire suffisant. Cette dernière approche s'applique aux cas d'arrêt cardiaque grave souffrant de lésions myocardiques irréparables empêchant une récupération substantielle.

Le SynCardia TAH remplace les ventricules défaillants par des pompes pneumatiques à double chambre comportant des greffons vasculaires d'entrée/sortie suturés au tissu receveur. Les valves à large ouverture empêchent les reflux. Les transmissions percutanées perforent la peau pour permettre aux composants du système de s'ancrer à l'extérieur. L'air sous pression force le fluide hydraulique dans les chambres, fournissant alternativement un débit pulsatile. Les contrôleurs portables ajustent les fréquences de battement en fonction des niveaux d'activité. La longévité moyenne atteint 9 ans, dépassant les greffes cardiaques standards. Les taux de survie atteignent désormais 90 % dès la première année.

Pour un support non chirurgical, le système Impella installe des pompes miniatures à flux axial via un cathéter traversant les valvules aortiques, déchargeant jusqu'à 75 % de la charge ventriculaire gauche. Moins invasif sans crépitement des coffres ouverts, les débits approchent 3,5 litres/min, réduisant ainsi la tension jusqu'à ce que la fonction native se rétablisse ou fasse le pont vers la transplantation. Dans l'ensemble, les dispositifs mécaniques d'assistance circulatoire offrent de réelles promesses pour maximiser la survie et la qualité de vie des survivants d'un arrêt cardiaque confrontés à une perte critique du myocarde approchant de la gravité terminale après des épisodes de code particulièrement longs qui ont provoqué une dévastation musculaire peu susceptible de se rétablir de manière significative malgré les meilleurs efforts médicaux. L'ingénierie de pointe donne ici un nouvel espoir !

Chapitre huit

Améliorer la qualité de vie

Retour au travail et réinsertion sociale

Les survivants d'un arrêt cardiaque en convalescence donnent la priorité de manière appropriée à l'amélioration de leur mode de vie favorisant la longévité après avoir fait face à leur mort dévastatrice. Cependant, l'envie de réduire le stress risque de limiter considérablement l'interaction avec des positions sociales, des passe-temps et des passions autrefois prisés, de manière contre-productive. Avec prudence, de nombreuses tâches reprennent leur sens, leur but et leur accomplissement en toute sécurité après l'hospitalisation.

Les activités professionnelles offrent d'énormes avantages psychosociaux pour l'identification, l'auto-efficacité ainsi que des ressources concrètes permettant l'autonomie. Une absence prolongée du travail met à rude épreuve le reste. Les aménagements raisonnables en matière d'emploi de l'ADA permettent de reprendre facilement des activités professionnelles, même avec les limitations d'invalidité restantes. Par exemple, proposer des horaires flexibles, des options d'équipement ergonomiques, des pauses supplémentaires et des modifications des tâches réduit le surmenage tout en permettant au personnel expérimenté de contribuer. À moins que des charges inacceptables ne soient imposées, les dirigeants imposent une aide au retour au travail.

Si une capacité aérobie suffisamment récupérée est démontrée par des tests d'effort, même des tâches manuelles modérées restent réalisables pour des survivants déterminés en surveillant eux-mêmes les signaux d'effort physiologique et en régulant soigneusement les demandes. Les personnes souffrant de déficits cardiaques persistants peuvent évoluer vers des fonctions moins stressantes grâce à une aide à la reconversion. Une certaine transition vers une retraite anticipée si vous y êtes admissible. Quoi qu'il en soit, ancrer chaque journée dans des activités significatives favorise la normalité et favorise un ajustement à long terme.

Tout aussi crucial, développer des passe-temps récréatifs, des relations interpersonnelles satisfaisantes et une croissance spirituelle redonne également l'espoir d'avancer de manière constructive. Les groupes de soutien créent des liens avec d'autres survivants confrontés à des difficultés communes. Le bénévolat pour des causes caritatives est également important. Reprendre progressivement les loisirs adaptés autrefois appréciés avant la crise améliore le moral ; même si l'intensité modère quelque peu les capacités d'alignement. La vie ne doit pas nécessairement se terminer, elle pivote plutôt après.

Identifier les déclencheurs et minimiser le stress

Alors qu'une certaine anxiété accompagne naturellement les expériences médicales pénibles, une inquiétude incontrôlée s'intensifie de manière délétère. Les professionnels de la cardiologie enseignent à reconnaître les causes psychologiques et physiologiques typiques incitant à un stress excessif, dangereux pour la santé mais en voie de guérison. Ensuite, les patients mettent en pratique des méthodes d'adaptation pour soulager leur détresse répétée lorsqu'ils rencontrent des catalyseurs prévisibles.

Le simple fait de raconter l'épisode initial d'arrêt cardiaque lors des visites médicales réactive généralement les réactions de combat ou de fuite chez les survivants. Une enquête détaillée menée par des professionnels semble invasive et fait irruption dans les régions vulnérables et la patience défend le contraire. Négocier des concessions comme avoir des chambres séparées, réduire les répétitions entre les prestataires et déconstruire les sentiments après les rendez-vous rétablit la confiance dans des lieux autrefois intimidants.

Les émotions d'anniversaire à l'approche des dates de crise annuelles déclenchent également une hypervigilance et des ruminations inquiètes. Marquer les étapes franchies à travers des rituels pleins d'espoir et des pratiques de remerciement aide à traiter les réalisations acquises depuis lors. Les thérapeutes aident également à trier tout chagrin compliqué qui persiste.

Les signaux internes peuvent également aggraver les peurs, comme les sensations corporelles semblables à des sentiments d'arythmie initialement effrayants. Les exercices de mise à la terre attirent l'attention sur la sécurité actuelle malgré des flashbacks désagréables. Des examens cardiaques réguliers démontrent une stabilité sous-jacente. L'inoculation du stress recadre les expériences corporelles en événements gérables.

Considérations relatives aux voyages et à l'intimité

Surmonter les obstacles logistiques et émotionnels liés aux voyages ou aux interactions sexuelles après l'hospitalisation implique des conversations franches avec les médecins garantissant un état de rétablissement suffisant et évitant toute pression inutile. L'ouverture, la créativité et la patience éliminent les obstacles inutiles et améliorent la qualité de vie.

Avant d'entreprendre des excursions importantes, les spécialistes de la réadaptation cardiaque s'assurent d'une bonne condition physique en respectant les itinéraires planifiés en prenant des précautions pour éviter toute interruption loin des réseaux de soutien à domicile. Le fait de transporter des documents médicaux simplifiés simplifie l'obtention d'un traitement d'urgence si nécessaire, y compris les détails de l'appareil, les listes de médicaments/allergies, les derniers rapports de diagnostic et les instructions spéciales. Les applications permettent de localiser les hôpitaux à proximité et d'organiser le transport local si la situation est stable au départ. Les ajustements temporaires des gadgets évitent également les chocs inappropriés. L'assurance voyage atténue également les risques financiers.

Les relations intimes ne doivent pas non plus s'arrêter indéfiniment, même si les clients se sentent gênés par la modification de leur image corporelle après une chirurgie thoracique, l'implantation d'appareils ou des difficultés d'endurance après la rééducation. Les conseillers développent des discussions saines accommodant des activités adaptées aux intérêts communs des partenaires et à l'évolution des capacités. Les revêtements de bande en silicone empêchent la conscience de soi. Les solutions d'économie d'énergie utilisant des positions/actes moins éprouvants physiquement s'avèrent plus durables à long terme. Les liens émotionnels avec des intimités non sexuelles comme le massage facilitent le retour aux relations. Les médicaments comme le sildénafil aident également les capacités érectiles en cas de besoin.

Grâce à une préparation et à une réassurance, les survivants finissent par acquérir de la confiance en profitant de l'intimité et de voyages plus longs améliorant l'expérience humaine. Cela favorise le rétablissement de l'engagement avec les proches et le monde en général après un isolement condensé et la récupération des fonctionnalités initialement après l'hospitalisation. Le conseil et le soutien par les pairs transforment cette tension transitionnelle en possibilités de croissance et permettent de mieux interagir de manière significative avec soi-même et avec les autres.

Chapitre neuf

Considérations particulières pour les groupes à risque

Arrêt cardiaque gériatrique et pédiatrique

Même si l'arrêt cardiaque s'avère dévastateur tout au long de la vie, les cas gériatriques et pédiatriques soulèvent des considérations uniques qui influencent les interventions et les pronostics et méritent d'être notées.

Les patients âgés souffrent de comorbidités de base plus élevées et les réserves physiologiques diminuent avec l'âge, entravant la résilience et la récupération des agressions ischémiques lors d'événements cardiaques. Les complications de la maladie rénale chronique, du diabète, de la stéatose hépatique et de l'hypertension précipitent les crises plus fréquemment et entravent la survie par la suite en raison des lésions tissulaires cumulatives dans tous les systèmes organiques. Pourtant, les efforts opportuns de l'ACLS s'avèrent également indiqués chez les données démographiques plus âgées, compte tenu du statut fonctionnel et des souhaits exprimés. Les limitations conservatrices doivent être discutées individuellement et non appliquées unilatéralement à l'ensemble des cohortes.

Comparativement pour les jeunes enfants, ce sont les causes traumatiques comme l'insuffisance respiratoire due à un accident ou la noyade qui sont à l'origine de la plupart des arrestations plutôt que des maladies cardiaques intrinsèques. Les premiers intervenants donnent la priorité à une oxygénation, une ventilation et une circulation rapides jusqu'à ce que la stabilisation se déplace vers les soins définitifs. Les protocoles d'hypothermie élargissent également les indications pour les nouveau-nés et les nourrissons étant donné les risques accrus d'hypoxie cérébrale, bien que les arythmies et les anomalies de la coagulation soient plus fréquentes avec la modulation de la température. Les résultats neurocognitifs s'améliorent par rapport aux thérapies immersives précoces initiées après que des cas pédiatriques ont brièvement arrêté le cœur.

Femmes, grossesse et facteurs héréditaires

Les cas d'arrêt cardiaque chez la femme culminent au début de la ménopause, corrélant l'arrêt de l'ovulation avec le retrait des protections cardiovasculaires aux œstrogènes. Les contraceptifs oraux risquent de provoquer une thrombose tandis que la physiologie de la grossesse met à rude épreuve le système circulatoire.

Pendant la gestation, la compression aorto-cave ralentit le retour du flux sanguin, ce qui complique la pharmacocinétique de la réanimation. Le déplacement utérin gauche par inclinaison manuelle ou en coin augmente rapidement la précharge, améliorant le débit cardiaque maternel jusqu'à ce que le bébé soit accouché par une césarienne émergente si nécessaire. Cependant, les bébés s'en sortent mieux avec des compressions thoraciques fermées et continues pendant une circulation ininterrompue.

La prédisposition génétique est à l'origine de plus d'un tiers des cas où les facteurs de risque standards sont absents, en particulier chez les jeunes adultes ou les survivants de familles partageant sans le savoir des lignées de mort subite. Les analyses chromosomiques personnalisées détectent désormais de manière fiable les variantes pathogènes des canalopathies, des cardiomyopathies, des anévrismes et des troubles métaboliques, ce qui incite à une surveillance ciblée. Pourtant, l'équilibre coût-efficacité des protocoles de dépistage de la population continue de faire l'objet d'une évaluation à l'heure actuelle.

Gestion des maladies chroniques et des comorbidités

Étant donné que l'arrêt cardiaque frappe rarement profondément les personnes auparavant en bonne santé, la gestion des maladies chroniques et des comorbidités associées pendant le rétablissement reste vitale pour la survie et la prévention secondaire.

Pour illustrer plusieurs maladies représentatives compliquant les soins intensifs en réanimation :

Les patients diabétiques souffrent davantage de dysfonctionnement rénal, de besoins de dialyse et d'infections pulmonaires, ainsi que de ricochets hyper/hypoglycémiques dus aux changements de contre-régulation. Un contrôle glycémique strict équilibre ces menaces.

Les patients atteints de BPCO sont confrontés à une hypoxémie aggravée, à une susceptibilité prolongée à la pneumonie due à la rétention de mucus et à un dysfonctionnement ciliaire. Les techniques d'élimination des crachats facilitent la normalisation de l'oxygénation.

Les patients cirrhotiques souffrent d'une mortalité élevée en raison des difficultés à maintenir la pression de perfusion cérébrale malgré des états vasodilatateurs et une coagulopathie entravant l'anticoagulation thérapeutique. La neurotoxicité de l'ammoniac entraîne également une encéphalopathie.

Les patients atteints d'IRC rencontrent plus facilement une surcharge hydrique due à un axe cardio-rénal affaibli ainsi qu'à des perturbations électrolytiques provoquant des arythmies sans surveillance étroite. Un examen méticuleux en laboratoire garantit des états équilibrés.

Dans tous les cas, la consultation de spécialistes médicaux concernés parallèlement à l'intégration de l'équipe de cardiologie permet de maintenir la coordination des soins complexes, optimisant ainsi les résultats lorsque des diagnostics préexistants aggravent les problèmes de survie après un arrêt cardiaque et une réanimation. Les patients se sentent plus en sécurité lorsque tous les problèmes de santé sont abordés simultanément plutôt que de différer excessivement certains aspects malgré les interconnexions. Cette confiance renforce la coopération dans le cadre de reprises difficiles.

Chapitre dix

Technologie et recherche émergentes

Appareils portables pour une surveillance continue

Plutôt que de compter sur des visites intermittentes au cabinet, les biocapteurs portables permettent une surveillance continue mesurant les principaux marqueurs cardiaques facilitant un diagnostic précoce et la prévention des récidives. Encore coûteuse à l'heure actuelle, la capacité de sauver des vies justifiera probablement une couverture d'assurance plus large au fil du temps, compte tenu du vieillissement de la population et de l'amélioration de l'intégration technologique.

Des appareils tels que les moniteurs cardiaques Zio adhèrent aux torses et enregistrent des semaines de données ECG sans fil, y compris des battements cardiaques irréguliers par intermittence. Les algorithmes différencient les ectopies bénignes des dysrythmies malignes nécessitant une intervention et quantifient les charges ischémiques. Les patients marquent des horodatages subjectifs des symptômes qui se synchronisent automatiquement pour une analyse corrélée.

De même, des dispositifs implantés comme le Linq de Medtronic surveillent chaque battement cardiaque via des électrodes suturées le long des parois internes du cœur. La curiethérapie à rythme précis traite les patients présentant des schémas anormaux en utilisant une ablation par radiofréquence indolore plutôt que de nécessiter une intervention chirurgicale ouverte. Les défibrillateurs externes s'activent également automatiquement à partir de ceux-ci sans que le patient soit en contact conscient, empêchant ainsi les arrestations dans leur élan.

Pour les survivants d'un arrêt cardiaque libérés, le déploiement de dispositifs portables conviviaux permet un suivi complet de la progression. Tout retour en arrière dangereux mais asymptomatique se manifeste avant que des symptômes aigus ne se développent, permettant des corrections rapides et empêchant les répétitions. Tout comme les glucomètres ont révolutionné la gestion du diabète à domicile, les appareils électroniques portables rationalisent le suivi cardiologique et sauvent des vies.

Regard vers l'avenir sur CRISPR et les traitements régénératifs

La compréhension de l'humanité de la génétique et des voies moléculaires des maladies continue de croître de façon exponentielle grâce aux révolutions de la génétique et de la biologie des systèmes qui ont récemment culminé. L'exploitation de la différenciation guidée par les cellules souches embryonnaires ou de la reprogrammation directe générant des lignées de cardiomyocytes spécifiques au patient offre des modèles illimités pour la découverte de médicaments ainsi qu'une transplantation régénérative sûre inversant la fibrose ou dynamisant la contractilité à long terme limitant la progression de l'insuffisance cardiaque après la guérison d'un arrêt cardiaque. En outre, une édition génétique précise utilisant les techniques CRISPR-Cas9 promet de corriger les mutations défectueuses déclenchant des tachyarythmies ventriculaires en supprimant uniquement les séquences pathologiques tout en préservant l'intégrité génomique à l'avenir. La synthèse de l'insertion d'une charge génétique protectrice peut également protéger contre les lésions d'ischémie-reperfusion ou les réponses inflammatoires incontrôlées sabotant les efforts de sauvetage après des compressions thoraciques écrasantes. Une fois affinés en éliminant les effets hors cible, les sauvetages génétiques cardiaques personnalisés et l'augmentation régénérative transformeront le traitement de l'arrêt cardiaque au sein de cette génération.

Faire pression pour une meilleure sensibilisation de la communauté et une réponse d'urgence plus rapide

Malgré les progrès des interventions hospitalières, près de 90 % des arrêts cardiaques s'avèrent mortels, principalement en raison de retards dans la reconnaissance des symptômes et l'activation des interventions d'urgence. Ainsi, les campagnes de santé publique ciblant l'éducation communautaire améliorent les chances en enseignant 4 compétences vitales : 1) identifier couramment les signes de crise cardiaque/d'arrêt cardiaque 2) former largement à la technique de RCR par compression uniquement 3) encourager l'utilisation de DEA à domicile dans les ménages à haut risque et 4) permettre l'activation immédiate du 911 en cas de soupçons.

Avec 75 % des incidents survenant dans des résidences privées, les conseils téléphoniques précis des premiers intervenants encadrant les appelants lors des premières compressions thoraciques et de la récupération de l'unité augmentent la probabilité de survie jusqu'à ce que les ambulances terminent les transferts à l'hôpital. La formation croisée collaborative raccourcit également l'envoi réflexif du système EMS une fois que la télémétrie est reçue des appareils domestiques couplés. La création de réseaux de bons Samaritains de quartier fiables avec des bénévoles volontaires en attente pour le soulagement de la compression et le rassemblement des transports comble davantage les lacunes en matière de réponse communautaire.

Ensemble, les efforts de coopération à la base alignés sur les messages de santé publique complètent les avancées médicales révolutionnaires en matière de soins cardiaques d'urgence, optimisant les résultats et augmentant la survie aux arrêts cardiaques de plusieurs ordres de grandeur dans les années à venir. La clé : réduire radicalement les délais d'autorisation et initier un protocole approprié.

Bonus exclusif

exemple de programme d'exercices pour une rééducation douce en cas d'arrêt cardiaque

Survivre à un arrêt cardiaque et à une réanimation est extrêmement traumatisant, tant physiquement qu'émotionnellement. Retrouver la santé nécessite un reconditionnement lent et doux, adapté à vos besoins et tolérances spécifiques. Pousser trop fort, trop vite, risque de provoquer des revers ou des dégâts supplémentaires. Dans le même temps, développer en toute sécurité force, flexibilité et endurance facilite la reprise des activités que vous aimez.

Ce guide d'exercices doux progresse à travers 3 phases graduées en corrélation avec votre calendrier de récupération après votre sortie.

Vérifiez toujours auprès de votre cardiologue et de votre fournisseur de soins primaires avant de passer aux étapes ou de commencer de nouveaux entraînements. La personnalisation de l'intensité à l'aide d'indices subjectifs de « test de conversation » fournit un biofeedback en temps réel garantissant que vous restez à des seuils d'entraînement thérapeutiques sûrs. Commençons !

Phase 1 (semaines 2 à 4 après la sortie)
Objectifs:

-       Retrouver la mobilité de base
-       Prévenir l'atrophie musculo-squelettique
-       Stabiliser la fonction cardiovasculaire
-       Favoriser la détente pendant la transition vers la maison

Exercices quotidiens :

-       Marches lentes de 10 minutes en extérieur avec pauses reposées
-       5 à 10 flexions des biceps, presses aériennes, levées de genoux en utilisant des poids minimum

-       Flux de yoga pour débutants de 10 minutes, respiration profonde avec des poses soutenues

-       Méditation de 5 minutes axée sur la gratitude ou sur des images calmes

Précautions:

- Cessez toute activité en cas d'apparition de douleurs, d'efforts, d'étourdissements ou de pouls irrégulier. Consultez des médecins avant de redémarrer.

- Assurer une bonne hydratation et une activité de soutien à la nutrition.

- Prévoir des périodes de repos obligatoires entre les efforts pour contrôler la dépense énergétique.

Phase 2 (semaines 4 à 8 après la sortie)
Objectifs:

- Développez soigneusement l'endurance aérobie

- Améliorer la facilité d'exécution des tâches quotidiennes

- Renforcer davantage les principaux groupes musculaires

- Normaliser les cycles de sommeil

Exercices quotidiens :

-       15 à 20 minutes de marche douce sur tapis roulant à un rythme de conversation

-       10 flexions des biceps, élévations latérales, squats, élévations des mollets à l'aide de poids légers

-       Cours de Pilates pour débutants de 15 minutes mettant l'accent sur la respiration et la stabilité du tronc

-       Méditations d'imagerie guidées de 10 minutes avant le coucher

Précautions:

- Cessez toute activité et informez les prestataires des symptômes précurseurs tels que des douleurs thoraciques, un essoufflement intense, un pouls irrégulier et des étourdissements.

-       Augmentez l'intensité de l'entraînement seulement après avoir établi des lignes de base solides tolérant des seuils plus bas.

Phase 3 (semaines 8 à 12 après la sortie)
Objectifs:
- Développer la capacité cardio vers des objectifs sûrs
- Maximiser la force musculaire dans les limites
- Améliorer l'endurance pour un fonctionnement quotidien normal
- Reprendre prudemment les activités qui vous sont chères

Exercices quotidiens :
- 20 à 30 minutes de marche continue, de natation ou de vélo couché
- 2 séries de 10 flexions des biceps, élévations latérales, squats et élévations des mollets à l'aide de poids gradués
- 20 minutes de yoga intermédiaire travaillant les postures d'équilibre avec assistance
- Méditation de bienveillance de 15 minutes pour envoyer de bons vœux à soi-même et aux autres

Précautions:

- Évitez les environnements d'épuisement, de compétition ou d'entraînement dépassant les zones de fréquence cardiaque sûres.

- Vérifiez la tension artérielle et l'oxymétrie avant et après les entraînements pour garantir une récupération rapide.

- Signalez immédiatement tout symptôme gênant et ajustez les schémas thérapeutiques en collaboration.

L'utilisation de ce plan de conditionnement progressif en 3 phases permet de reconstruire la capacité physique en toute sécurité sur la base d'une réévaluation régulière des survivants d'un arrêt cardiaque motivée par le renforcement des muscles, de la flexibilité et du fonctionnement cardio-pulmonaire. Les prestataires de soutien permettent une transition en douceur de l'activité de réadaptation formelle vers des régimes

indépendants à vie soutenant les gains à la maison.
Cultivez le progrès avec patience et compassion !

Plan de repas nutritionnels de 7 jours pour la santé cardiaque

Maintenir une alimentation saine pour le cœur est crucial pour le bien-être général et minimiser le risque de maladie cardiaque. Ce plan de repas nutritionnel de 7 jours se concentre sur l'incorporation d'aliments riches en nutriments qui soutiennent la santé cardiovasculaire, notamment des grains entiers, des protéines maigres, des graisses saines et des fruits et légumes riches en fibres. Chaque jour propose trois repas principaux et deux collations, offrant un choix d'options délicieuses et gratifiantes pour nourrir votre cœur.

Jour 1

Petit-déjeuner: - Gruau aux baies fraîches et aux amandes

- **Ingrédients**: Flocons d'avoine, mélange de baies, amandes et lait écrémé.
- **Instructions**: Cuire les flocons d'avoine avec le lait écrémé, garnir du mélange de baies et d'amandes.

Déjeuner : - Salade de poulet grillé

- **Ingrédients**: Poitrine de poulet grillée, laitue romaine, tomates cerises, concombre et vinaigrette à l'huile d'olive.
- **Instructions**: Mélanger le poulet et les légumes avec la vinaigrette à l'huile d'olive.

Dîner : - Saumon aux Légumes Rôtis

- **Ingrédients**: Filet de saumon, asperges, poivrons, courgettes, huile d'olive et citron.
- **Instructions**: Griller du poisson et rôtir des légumes avec de l'huile d'olive et du citron.

Snacks : - Tranches de pomme au beurre d'amande.

Jour 2

Petit déjeuner : - Toasts aux grains entiers avec avocat et œuf poché

- **Ingrédients**: Pain complet, avocat, œufs et sel.
- **Instructions**: Faire griller le pain, écraser l'avocat, l'œuf poché, monter sur des toasts et assaisonner de sel.

Déjeuner : - Wrap à la dinde et au houmous

- Ingrédients : Wrap aux grains entiers, tranches de dinde, houmous, laitue et tomate.
- **Instructions**: Assemblez le wrap avec la dinde, le houmous, la laitue et la tomate.

Dîner : - Sauté de légumes au tofu et riz brun

- **Ingrédients**: Mélange de légumes (brocoli, carottes, pois mange-tout), tofu, sauce soja et riz brun.
- **Instructions**: Faire sauter les légumes et le tofu avec la sauce soja et servir avec du riz brun.

Snacks : - Yaourt grec au miel.

Jour 3

Petit déjeuner : - Smoothie aux épinards, banane et graines de chia

- **Ingrédients**: Épinards, banane, graines de chia, lait d'amande et glace.
- **Instructions**: Mélangez les éléments jusqu'à consistance lisse.

Déjeuner : - Salade César au Poulet

- **Ingrédients**: Poitrine de poulet grillée, laitue romaine, croûtons de grains entiers, parmesan et vinaigrette César.

- **Instructions**: Mélanger les ingrédients et mélanger avec la vinaigrette César.

Dîner : - Soupe de lentilles avec pain complet

- **Ingrédients**: Lentilles, carottes, céleri, oignon, ail, bouillon de légumes et pain complet.

- **Instructions**: Cuire les ingrédients jusqu'à ce qu'ils soient tendres et servir avec du pain complet.

Snacks : - Bâtonnets de carottes au houmous.

Jour 4

Petit déjeuner : - Crêpes aux grains entiers et baies fraîches

- **Ingrédients**: Mélange à crêpes aux grains entiers, mélange de petits fruits et sirop d'érable.
- **Instructions**: Préparez les crêpes selon les instructions sur l'emballage, garnissez du mélange de petits fruits et de sirop d'érable.

Déjeuner : - Salade de thon aux mesclun

- **Ingrédients**: Thon en conserve dans l'eau, mesclun, tomates cerises, concombre et vinaigrette à l'huile d'olive.
- **Instructions**: Mélanger les ingrédients et assaisonner de vinaigrette à l'huile d'olive.

Dîner : - Sauté de Bœuf et Brocoli au Quinoa

- **Ingrédients**: Lanières de bœuf maigre, brocoli, sauce soja, quinoa et graines de sésame.
- **Instructions**: Faire sauter le bœuf et le brocoli avec la sauce soja, servir avec du quinoa et parsemer de graines de sésame.

Snacks : - Fromage blanc avec morceaux d'ananas.

Jour 5

Petit déjeuner : - Parfait au yaourt avec granola et baies
- **Ingrédients**: Yaourt grec, granola, mélange de baies et miel.
- **Instructions**: Disposez les ingrédients dans un verre et arrosez de miel.

Déjeuner : - Salade de crevettes grillées

- **Ingrédients**: Crevettes grillées, mesclun, avocat, tomates cerises et vinaigrette balsamique.
- **Instructions**: Mélanger les ingrédients et mélanger avec la vinaigrette balsamique.

Dîner : - Curry de poulet et légumes avec riz brun

- **Ingrédients**: Poitrine de poulet, mélange de légumes (courgettes, poivrons, carottes), lait de coco, pâte de curry et riz brun.
- **Instructions**: Cuire les plats dans du lait de coco et de la pâte de curry et servir avec du riz brun.

Snacks : - Mélange de noix et de fruits secs.

Jour 6

Petit-déjeuner : - Toasts aux grains entiers avec beurre de cacahuète et tranches de banane

- **Ingrédients**: Pain de grains entiers, beurre de cacahuète, banane et cannelle.
- **Instructions**: Faire griller du pain, tartiné de beurre de cacahuète, garnir de tranches de banane et d'une pincée de cannelle.

Déjeuner : - Wrap à la salade aux œufs

- **Ingrédients**: Œufs durs, wrap aux grains entiers, yaourt grec, laitue et tomate.
- **Instructions**: Hachez les œufs, mélangez avec le yaourt grec, assemblez le wrap avec la laitue et la tomate.

Dîner : - Filet de porc aux choux de Bruxelles rôtis et patates douces
- **Ingrédients**: Filet mignon de porc, choux de Bruxelles, patates douces, huile d'olive et romarin.
- **Instructions**: Filet mignon de porc rôti, choux de Bruxelles et patates douces à l'huile d'olive et romarin.

Snacks : - Tranches d'orange au chocolat noir.

Jour 7

Petit-déjeuner : - Gaufres complètes avec compote de fruits frais

- **Ingrédients**: Mélange à gaufres aux grains entiers, mélange de fruits (baies, pêche, kiwi) et miel.

- **Instructions**: Préparez les gaufres selon les instructions sur l'emballage, garnissez de compote de fruits et d'une pincée de miel.

Déjeuner : - Chili végétarien avec pain aux grains entiers

- **Ingrédients**: Haricots rouges, haricots noirs, tomates, poivrons, oignon, ail, poudre de chili et pain de grains entiers.

- **Instructions**: Cuire les ingrédients jusqu'à ce qu'ils soient tendres et servir avec du pain complet.

Dîner : - Morue au four avec haricots verts et quinoa

- **Ingrédients**: Filet de cabillaud, haricots verts, quinoa, huile d'olive et citron.

- **Instructions**: Cuire le cabillaud, cuire les haricots verts à la vapeur, faire le quinoa, servir avec de l'huile d'olive et du citron.

Snacks : - Yaourt aux amandes hachées.

Ce plan de repas nutritionnel de 7 jours pour la santé cardiaque propose une approche large et savoureuse pour améliorer le bien-être cardiovasculaire. En combinant des repas complets, des protéines maigres, des graisses saines et des glucides riches en fibres, vous pouvez nourrir votre corps et améliorer la santé cardiaque. N'oubliez pas de rester hydraté, de pratiquer une activité physique régulière et de parler à un expert en soins de santé pour obtenir des conseils et une assistance personnalisés.

www.ingramcontent.com/pod-product-compliance
Lightning Source LLC
Chambersburg PA
CBHW071517220526
45472CB00003B/1055